智医堂

肺结节那些事

Talk about
Pulmonary
Nodules

虞桂平 张 昊 主编

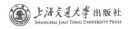
上海交通大学 出版社
SHANGHAI JIAO TONG UNIVERSITY PRESS

图书在版编目（CIP）数据

肺结节那些事 / 虞桂平, 张昊主编. — 上海：上
海交通大学出版社, 2024.6 —(智医堂). — ISBN 978-
7-313-30931-0

Ⅰ.R563-49

中国版本图书馆 CIP 数据核字第 20241G7Z86 号

肺结节那些事
FEIJIEJIE NAXIESHI

主　　编：虞桂平　张　昊
出版发行：上海交通大学出版社　　　　地址：上海市番禺路951号
邮政编码：200030　　　　　　　　　　电话：021-64071208
印　　制：上海文浩包装科技有限公司　经销：全国新华书店
开　　本：787mm×1092mm　1/32　　　印张：4.5
字　　数：47千字
版　　次：2024年6月第1版　　　　　　印次：2024年6月第1次印刷
书　　号：ISBN 978-7-313-30931-0
定　　价：28.00元

版权所有　侵权必究
告读者：如发现本书有印装质量问题请与印刷厂质量科联系
联系电话：021-57480129

内 容 提 要

随着医疗和生活水平的进步，肺结节的检出率提高，人们对肺结节的关注度也逐渐增加。本文以科普的形式对肺结节的常见问题进行解答。分为基础篇、门诊随访篇、术前篇、手术篇、术后篇、病理篇、随访篇，多角度、多层次、更加全面地普肺结节疾病。以门诊、病房、问卷调查等各种方式收集了人们的各种问题，并且通过多学科探讨、查询文献等多种途径，较为准确客观地回答出新颖简单的答案。通过"接地气"的问答方式，尽可能避免使用晦涩难懂的医学术语，让人们有兴趣读下去，并且较为透彻地了解肺结节。

本文对于减轻人们对肺结节的恐惧心理，提高对肺结节的正确认知，更加理性地面对肺结节的治疗并且提高治疗的依从性，具有一定的理论指导和实际应用价值。

主 编 简 介

虞桂平，医学博士，主任医师，硕士生导师。江阴市人民医院科教科科长，无锡市医学会心脏外科分会副主委，无锡市医学会胸外科学分会秘书。江苏省第四、五期"333工程"第三层次培养对象，江苏省卫生厅第一批卫生拔尖人才，长三角县域医院胸外科联盟秘书长。

从事科研与临床实践多年，积累了丰富经验，在科技创新方面取得显著成果。在深耕临床的同时，还专注于肿瘤防治的科普工作。

主 编 简 介

张昊，博士、主任医师、副教授、博士生导师。徐州医科大学附属医院副院长，徐州医科大学临床研究院副院长。兼任世界肺癌协会 IASLC 会员、中国抗癌协会纵隔肿瘤、肺癌防筛专委会常务委员等。发表 SCI 论文 41 篇，近 3 年连续参编 6 部肺癌、肺结节治疗相关国内 / 国际指南和专家共识。

2022 年入选全国胸外科学术研究活跃榜，位列全国第四。获徐州市十大杰出青年、徐州市十大医德标兵、徐州市青年五四奖章等荣誉称号。积极致力于推动抗癌科普宣传。

编 委 会

主　编　虞桂平（江阴市人民医院）

　　　　　张　昊（徐州医科大学附属医院）

副主编　吴凤英（上海市肺科医院）

　　　　　邵　丰（南京市胸科医院）

　　　　　黄海涛（苏州大学附属第一医院）

　　　　　张　淼（徐州市中心医院）

　　　　　汪潜云（常州市第一人民医院）

编　委　姚　峰（上海市胸科医院）

　　　　　李　巍（上海市肺科医院）

　　　　　刘小刚（上海市肺科医院）

　　　　　孙艺华（复旦大学附属肿瘤医院）

　　　　　夏广梅（徐州医科大学附属医院）

　　　　　陆红艳（江阴市人民医院）

　　　　　卢志猛（徐州医科大学）

　　　　　严　坤（徐州医科大学）

　　　　　魏琪舒（徐州医科大学）

前　言

　　肺结节太受人们关注了。在门诊上时常会被问到各种各样关于肺结节的问题，我在想有必要写一些关于肺结节的科普了，因此，《肺结节那些事》这本书就应运而生了。

　　近些年，肺结节成为胸外科疾病的"流量老生"。说它"流量大"，是因为随着人们自我健康意识的提高、定期体检的展开、医疗辅助检查的进步，肺结节的检出率大大增加，肺结节成为人们茶余饭后的谈资；说它是"老生"，是因为肺结节是胸外科的常见疾病，对它的研究和治疗方案已经非常完善。因此，面对肺结节，作为普通大众，得知自己患有肺结节时，常常手足无措，"想入非非"，"谈结色变"；而作为一名医生，我们和它非常熟悉。医患知识差距较大。我时常在想：肺结节需要太关注吗？咱普通老百姓面对肺结节应该如何做呢？大家对肺结节有太多的疑问和恐惧，因此，我就想和大家聊一聊肺结节的那些事。

肺结节为何突然多了？好像一夜之间，你有，我有，大家都有了；七嘴八舌、广泛讨论之后，各种稀奇古怪的观点都出来了，其中甚至不乏谣言。但是较为准确的答案是肺结节还是和原来一样多。首先，随着人民生活水平的日益提高、社会福利制度的日益完善，以及我们健康观点的改变，由之前害怕医生、害怕去医院变成现在主动去就医，这样的结果就是许多肺结节的问题在有明显症状前就被检查出来；其次，辅助检查的高分辨率 CT 在胸外科的广泛应用和普及，致使许多细小的肺结节被检查出来。

肺结节严重吗？是不是就是肺癌？首先肺结节不太严重。健康人群进行体检，发现肺结节的概率在 20% 左右，其中超过 99% 都是良性的。长期吸烟、空气污染严重地区以及职业接触等高危人群进行有目的的肺癌筛查，检出肺结节是癌的概率约为 5%。检出的肺结节需要手术治疗的概率是 2%。那为何我们如此"谈结色变"呢？名医扁鹊曾经说："长兄于病视神，未有形而除之，故名不出于家。中兄治病，其在毫毛，故名不出于闾。若扁鹊者，镵血脉，投毒药，副肌肤，闲而名出闻于诸侯。"之前受限于讳疾忌医的观点和医疗技术的落后，一般到医院进行治疗就到了肺癌晚期，并且有较多的并发症，已经无法手术，只能进行放化疗。因此，人们才对肺结节如此恐惧！

面对肺结节，胸外科医生会给患者及家属两点建议：一是随访观察，二是手术切除。为何呢？对小于 3mm 的小结节，可以置之不理；5~10mm 的结节观察随访；超过 10mm 的结节，一般需要手术切除。

编写本书的最大心愿是希望解除大家对肺结节的恐惧，编者尽可能全方面、简单易懂地回答肺结节相关问题；但不可能保证面面俱到，对于本书未讲述清楚或者未包含之处，还请各位读者多多包涵！本文虽然篇幅较少，但力求客观。

最后，我想和大家分享几点：①肺结节没有想象中的可怕，我们只需要用平常心去对待。②精神上的压力往往比肺结节给身体带来的损害更大！③听从专科医生的建议，谨遵医嘱。

书中的问题和回答仅仅代表作者观点，希望为您提供参考，为您的健康略尽绵薄之力。随着医疗水平的发展，本文的观点有可能会过时落后，若有不当之处，也请谅解。同时也请广大同行多提宝贵意见，以便及时更正。

虞桂平

2024.4

目　录

门诊随访篇   23

术前篇 ································ 39

手术篇   **63**

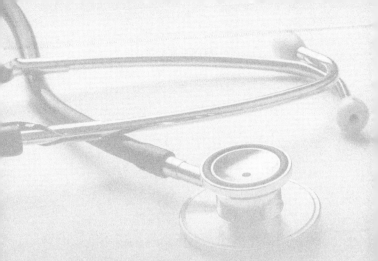

基　础　篇

什么是肺结节

肺结节 (pulmonary nodule, PN)，是指肺组织内直径 ≤ 3cm、形态规则或不规则的病灶的统称，并不是具体疾病名称。肺结节是对肺部 X 线或 CT 检查所看到某种类型病变影像学表现的描述，一般呈现为小于 3cm 的局灶性、类圆形、影像学表现密度增高的阴影。但是肺部小结节并不等于早期肺癌，肺内很多疾病都会形成结节，良性的如炎症，感染（如结核、真菌感染），亚段肺不张，出血等。因此肺内的小结节性病灶，可能的诊断多种多样，良性的包括炎性假瘤、错构瘤、结核球、真菌感染、硬化性肺细胞瘤等。恶性的则可能是原发性肺癌或肺内转移癌。当然部分良性病变，长时间之后也可能转化为恶性，因此无法第一时间确定是什么疾病，故暂时采用"结节"这个术语进行形态学的描述。

肺结节应如何分类

1. 按肺结节密度分类

按肺结节的密度，可以将肺结节分为实性肺结节和磨玻璃结节，磨玻璃结节又可以分为纯磨玻璃结节和部分实性磨玻璃结节。实性肺结节是指肺结节的内部全部都是软组织密度影，这种结节的恶性概率相对较低，大多数都是良性结节。磨玻璃结节是指发现肺部的结节在影像学的表现就好像是磨玻璃一样。磨玻璃结节又可以分为纯磨玻璃结节和混杂磨玻璃结节。纯磨玻璃结节就是全部为密度均匀的磨玻璃样结节；混杂磨玻璃结节就是指肺结节中有部分属于实性结节，也

3

有部分属于磨玻璃样结节，这种结节的恶性概率相对较高，需要引起注意。磨玻璃结节在临床上的查出率很高，因此发现肺结节时，需要前去医院进行诊断治疗。

2. 按肺结节数量分类

按肺结节的数量，可以将肺结节分为孤立性肺结节和多发性肺结节。孤立性就是单个的肺结节，如果有两个以上的肺结节就叫多发性肺结节。

3. 按肺结节大小分类

按肺结节的大小，可以将肺结节分为肺结节、肺小结节和微小结节。如果肺结节的直径小于4mm，就属于微小结节。这种结节一般不用治疗，定期随访就可以。如果结节的直径在5~10mm，就是肺部小结节。大多数肺小结节也不需要处理，但直径超过8mm就要警惕是否发生恶变，需要进一步检查，

必要时做手术治疗。如果肺部的结节直径在
1~3cm，就是肺部结节。这种结节较大，无
论是良性还是恶性的，都可以选择手术切除。

磨玻璃结节需要重视吗

磨玻璃结节（ground-glass nodule, GGN)
需要重视。有研究显示，GGN 中 18% 的纯磨
玻璃结节与 63% 的混杂磨玻璃结节是恶性的。
患者认为自己不抽烟，平时身体健康，没有
肺癌的高危因素，就会马虎大意，更容易忽
视自己患肺癌的可能。在临床工作中，发现
越来越多的肺癌患者，大约有一半是不吸烟
的肺腺癌患者，特别是不吸烟的女性腺癌患
者。这部分患者早期 CT 表现往往以磨玻璃样
结节为主，如果完全忽视它，恐将成为威胁
生命的隐患。

为什么会长肺结节

肺是由一个个肺泡腔组成的，当肺泡腔内存在液体渗出、炎性浸润、出血、新生物时，它的局部组织密度就会增高，即可出现肺结节。肺结节的具体发病机制目前尚未明确，但通常认为与以下危险因素有关：吸烟或被动吸烟，职业致癌因子（比如石棉、砷、铬等），空气污染（室内烹调、燃料燃烧产生的污染和室外大环境污染，严重污染城市居民每日吸入的 $PM_{2.5}$ 含有的苯并芘含量可超过20支香烟的含量），电离辐射，结核，遗传和基因改变（上述外因可能诱发细胞的恶性转化和不可逆的基因改变）。以上因素导致发病的权重不一，也并不是某一项因素的作用就一定会导致磨玻璃结节或肺癌。

如何早期发现肺结节

肺结节目前最有效的筛查方式是薄层 CT 检查，具有低辐射、高分辨、快速、无创等特点，薄层 CT 检查可以检出直径在 2mm 以上的结节，是肺结节筛查及复诊的首选方式。但是鉴于各个医院的影像机器及阅片情况不一，建议患者复诊时选择同一家医院，这样才能更好地对比结节的大小变化。

为什么患肺结节的人突然变多了

1. 个人因素

肺结节的发生与不良生活习惯有关，如吸烟、熬夜。再加上现代生活压力过大，容易导致抑郁、焦虑、失眠等精神问题和疾病，这也是肺结节形成的重要因素之一。

2. 环境因素

比如空气污染逐渐严重，导致大气中的一氧化碳、二氧化硫等有害物质，以及一些小颗粒异物增多；厨房的高油烟环境、工厂的粉尘颗粒、新房的家居装饰释放的甲醛等有害气体等会通过呼吸道到达肺泡内，使肺泡组织受损，从而引起机体的免疫反应，形成小结节或者钙化灶，随着年龄的增长逐渐增大，因此很容易在 CT 影像中表现出来。

3. 影像学检查手段的进步

过去，胸部影像学检查主要依靠 X 线胸片，由于其分辨率相对较低，只能显示较大的肺结节，比较小、密度比较低的肺结节大概率会被忽略。如今，胸部 CT 已成为临床常用的影像学检查手段，CT 检查的分辨率比胸片高很多，许多毫米级的肺小结节都能被发现。薄层 CT 的成熟和发展使医生能够看清更细微的结构，更早地发现病变，更好地做出判断，也让更多的人在体检时发现有肺结节。

4.体检意识的增强

现在由于人们的健康意识增高，逐渐意识到体检的重要性；许多公司每年都会给员工组织体检，这便提高了结节发现的概率。

肺结节一定是恶性的吗

不一定。肺结节可以是良性病变，比如感染，各类炎症、感染、出血、水肿、纤维化、肉芽肿、蛋白沉积等；因此肺结节与肺癌并不能直接画等号。有研究指出，我国正常人群体检肺结节检出率为 20%~40%，其中90% 的肺结节是良性的。事实上，最后病理确诊的肺癌患者仅为筛查总人数的 1%~2%。因此，体检发现的肺结节绝大多数都是良性的，一般只要定期随访就可以。即使确诊为肺癌，大多都是极早期的癌症；经过及时、恰当的治疗，大多数患者是可以治愈的。

可以从 CT 上看出肺结节的良恶性吗

通过胸部 CT 检查可以大致推断肺结节的良恶性，但并不能够 100% 确诊，还需要医生结合临床表现，以及病理检查等，综合判断后才能诊断。通过 CT 片辨别肺结节的良恶性，可以从以下方面进行观察。

（1）结节的形状，假如结节有分叶、毛刺、胸膜凹陷征等影像学特征，都认为是恶性征象。如果结节边界光滑，有钙化或为爆米花样，则多为良性病变。

（2）结节的大小，一般直径小于 5mm，恶性的可能性很小。若直径大于 1.0cm，恶性可能性较大，需要重点关注。医生会根据不同时期 CT 片上结节的表现，结合患者的个人史（吸烟情况、职业接触等），既往史，家族史等进行鉴别。患者或家属如果简单地上网查找资料，并往自己的 CT 报告以及其他检查报告中"对号入座"，往往会过度夸大疾病的症状，这种行为是不可取的，只会徒增紧张情绪，对疾病的治疗毫无益处。

肺结节会自己消失吗

肺结节是否会自己消失要根据肺结节的病因来看。如果是良性结节，如炎症引起的肺结节，病情比较轻微，且肺结节体积小，数量少，经过短期的随访是有可能会自己消失的。恶性肿瘤引起的肺结节，通常不会自己消失。

肺结节会很快长大吗

一些患者害怕肺结节会快速生长而耽误了最佳治疗期，对此感到十分焦虑。其实，肺结节长得快与慢是由它的性质决定的。大部分肺结节，尤其是小于 1cm 的肺结节，其生长速度很慢，只要定期随访，不用特别担心会耽误病情。因为肺结节的增长需要时间，即使是早期肺癌的结节病灶，在以年为单位的随访中，它也不会从一个很早期的肿瘤很快发展成晚期肿瘤或发生转移。

相反，如果肺结节在短期内（比如一星期）变大，它是恶性的可能性就会比较低，更有可能是感染性病变。肿瘤有其生长特性，随着时间而慢慢增长，实性结节倍增时间为149天，半实性结节则为457天，而磨玻璃结节则可长达813天。所以即使在首次胸部CT检查发现的肺小结节考虑是"原位癌或微浸润癌"，在3～6个月的随访中，它通常不会由一个很早期的肿瘤变成晚期肿瘤或发生转移，因此对疾病的整体预后并没有任何影响。

哪些人群应该提防
肺结节的发生

当我们明确了结节的高危因素，那么符合条件的人群就应该定期复查以提防肺结节的发生，以明确有无肺结节的发生。肺结节的高危人群如下。

（1）有肺部肿瘤家族史的。

（2）吸烟超过 30 包 / 年。

（3）长期暴露于二手烟环境超过 20 年。

（4）职业暴露人群：长期工作在密闭的或粉尘颗粒较多的环境中。例如：长期接触石棉、砷、焦炭炉、氯乙烯等化学物质等。

（5）年龄超过 40 岁，特别是 60 岁以上的。

（6）患有慢性肺部疾病或者伴有他处肿瘤的。

以上人群建议警惕肺结节的发生，应戒烟、避免二手烟吸入、避免肺部感染、积极治疗肺部慢性疾病等，在减少高危因素的接触的同时，也必须要定期体检和进行肺部 CT 筛查。

患了肺结节可以
继续吸烟吗

患了肺结节不可以继续吸烟，应该严格

戒烟。有些人则认为他们已经得了肺癌，干脆继续吸烟，破罐子破摔。这种想法是大错特错的，对自己和他人都是不负责任的行为。吸烟会极大地增加患肺癌和其他严重疾病的概率，任何时间开始戒烟都是正确的选择。如果无法自主完成戒烟，也可以咨询医生为您提供一些戒烟的药物和戒烟的咨询。

有没有什么药物 / 食物 / 补品可以消除肺结节

目前没有临床证据证实某种药物、食物或补品对于磨玻璃结节有治疗作用。切莫听信"偏方""祖传秘方"或者一些没有严谨临床证据的"经验"。尤其是老年人，药物安全意识淡漠，为了防止上当受骗，不要轻易服用不具有药品管理资格的药物、食物、补品等，伤害自己的身体健康，甚至加重了病情，得不偿失。

发现肺结节需要做什么治疗

因为肺组织是不可再生的，手术和麻醉也是有风险和后遗症的可能，所以新发现的小结节往往不建议立即手术，而是随访治疗。在随访过程中经过 CT 复查，动态判断结节的变化，再决定是否继续随访还是手术。经过经典的抗感染治疗无效 + 最少一次的 CT 复查，结节继续增大的情况下，再进行手术切除，误切的比例会大幅度降低。经典的抗感染治疗包括口服药（如莫西沙星或左氧氟沙星）和（或）静滴广谱抗生素。复查的 CT 必须是薄层 CT，建议最好在同一家医院复查。

多发的磨玻璃结节
属于什么情况

研究显示，20%~30% 的磨玻璃结节（GGN）患者，存在肺内多发的 GGN 病变。除了各类肺炎等良性疾病可引起多发的 GGN 外，也有可能是多原发肺癌（multiple primarylung cancer,mPLC）。转移性肺癌相对来说较少甚至不以 GGN 为主要表现形式，往往是形态较为规则的实性结节更为多见。

对于临床发现的多发的、以 GGN 为主的肺结节，不需要进一步行 PET-CT 或颅脑 MR 检查，但是以实性结节为主的多发肺结节，则需要通过 PET-CT 或头颅 MRI 等方法排除远处转移，根据 CT 影像结果进一步评估是否需要超声支气管镜（EBUS）或纵隔镜评估淋巴结情况。

但大家切莫生搬硬套，医生会根据情况做出个体化的检查、治疗、随访方案。

磨玻璃结节会遗传吗

肿瘤是存在遗传的。但是肺癌的遗传具体机制、遗传相关性还缺乏统一的证据。通俗而言，以磨玻璃结节为影像学表现的肺部肿瘤，与遗传有一定关系，但关联的程度因人而异。有的人家族中不止一人患病，有的人家族仅有一人患病，肿瘤性疾病并不是单基因遗传疾病，而是多基因参与及环境因素共同影响下的疾病。因此，并不是说有血缘的亲属得了癌症，自己就一定会得癌症，只能相对来说比没有肿瘤家族史的人群患癌风险高。有家族史的人群更需要进行多次的早期筛查来更早发现癌症苗头。

怎样预防磨玻璃结节

实际上，采取充足的预防措施可以在一定程度上减少磨玻璃结节的发生和发展。怎样才能尽可能地预防磨玻璃结节的产生呢？

（1）戒烟：戒烟是预防肺结节的重要措施之一，可以大大降低患肺结节的风险。

（2）注意环境卫生：避免长期接触有害环境因素，如粉尘、化学物质等。

（3）加强锻炼：适当的锻炼可以增强身体免疫力，预防肺部感染等疾病。

（4）健康饮食：保持健康饮食习惯，摄入足够的营养素，如维生素、矿物质等。

（5）定期检查：对于高危人群，如长期吸烟者、有家族病史者等，应定期进行胸部

CT 检查，以早期发现肺结节。

磨玻璃结节会传染吗

仅仅指磨玻璃结节则不具有传染性。但是许多疾病也会有磨玻璃结节表现，比如以磨玻璃结节为表现的肺癌不具有传染性；以磨玻璃结节表现的肺部炎症也不具有传染性，但是有磨玻璃结节表现的肺结核则具有传染性。因此磨玻璃结节是否具有传染性，与原发疾病有密切关系。

磨玻璃结节的预后怎么样，能够治愈吗

少数肺磨玻璃结节是良性的，不会引起症状，也不会对患者的寿命及生活质量造成影响。多数持续存在的肺磨玻璃结节是恶性结节，绝大多数情况下属于早期肺腺癌。其病理类型多为非典型腺瘤样增生（AAH）、原位腺癌(AIS)和微侵袭腺癌(MIA)。非典型腺瘤样增生、原位腺癌和微侵袭腺癌的淋巴结转移发生率极低，甚至为0。如接受手术切除，可获得接近100%的疾病特异性存活，5年无瘤生存率接近100%。所以，只要及时就医，接受规范化的治疗，大部分磨玻璃结节型肺癌的预后是非常好的，接近于治愈的水平。

磨玻璃结节的预后
和治愈情况如何

磨玻璃结节的预后和治愈情况主要取决于结节的性质及个体差异。良性的磨玻璃结节一般都可以治愈，且多数患者预后较好。

这类结节通常是由于肺部炎症、肺间质纤维化、肺出血、痰等情况引起的，随着炎症改善、痰液排出等，结节可能会逐渐消失。因此，对于良性的磨玻璃结节，早期发现并进行治疗，治愈率较高，对患者的威胁不大。

然而，如果是恶性的磨玻璃结节，治愈的难度会增大，预后相对较差。但磨玻璃结节绝大多数情况下仍然属于早期肺腺癌。其淋巴结转移发生率极低甚至为 0。如早期接受手术切除，5 年生存率接近 100%。所以，只要及时就医，接受规范化的治疗，大部分磨玻璃结节型肺癌的预后是非常好的，接近于治愈的水平。

对于磨玻璃结节患者，建议及时就医，接受专业医生的诊断和治疗建议，以期达到更好的治疗效果。

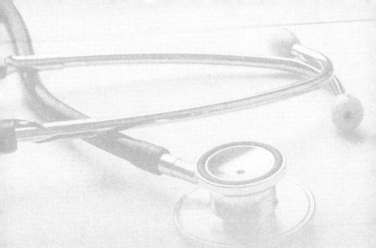

门诊随访篇

发现肺结节怎么办

患者及家属应当充分重视肺结节，但不需要对此过度焦虑。以磨玻璃结节为表现的肺癌一般为惰性，恶性相对较低，处于病变的早期阶段。应携带相关资料，找相关学科专家就诊。

医生会根据 CT 图像，患者的一般情况，个人史（吸烟情况、职业接触等），既往史，家族史，结合患者心理情况及家属意愿，做出综合考量。一般而言，对于小的、单纯的磨玻璃结节医生大多建议继续随访、定期复查。对于有手术指征的，可以采用胸腔镜微创手术进行切除。

肺结节就诊应该挂什么科

体检发现有肺结节可以挂胸外科门诊就诊。医师会根据结节的大小、性质来综合考量，给出最适合患者的建议。一般如果结节小于 8mm，医生会建议患者动态随访，动态随访的检查主要为胸部薄层 CT。如果结节大于 8mm，或者伴有分叶状、短毛刺、胸膜牵拉征、胸膜凹陷征等恶性结节表现，医生会建议患者采用微创胸腔镜手术进行切除治疗。

什么是肺结节 MDT 门诊

肺结节 MDT 门诊通常是指肺结节多学科诊疗模式的门诊，也就是在多学科联合下进行诊疗的门诊。肺结节 MDT 门诊需要呼吸科、影像科、肿瘤科、病理科等多个科室的医生共同看诊，以此来明确具体病因并制订治疗方案。

不同科室的医生一般会根据自己的专业技能和经验，对患者的病情进行综合分析和评估。肺结节 MDT 门诊能够帮助医生更准确地查明病因，制订有效的治疗方案，有助于提高患者的治疗效果和生活质量。

门诊就诊时要携带什么资料

在就诊时，请务必携带您之前的病历、检查报告等医疗相关资料。这将有助于医生更全面地了解您的病情，从而为您提供更准确的诊断和治疗建议。与此同时，在就诊过程中，请尽可能详细地描述您的症状、病史和治疗过程。医生会询问您一些问题，请耐心回答，并尽可能提供准确的个人信息和病史。配合问诊将有助于医生更好地了解病情。

为什么就诊时不要带胶片，而要带电子图像

胸部薄层 CT 检查一般有 500 多张图像，但是胶片冲洗出来的图像往往不到 50 张。因此，10mm 以下的肺结节单纯看胶片很难做出更加准确的判断，但是如果通过电脑查看影像资料，所有的图层影像都能看到，就可以非常清晰地看到结节的数量、大小、位置、密度，以及与周围血管和其他组织的关系，有利于医生判断结节的良恶性。

如果没有电子版的CT（比如U盘或光盘）的话，有些医院的 CT 报告单上有二维码，通过扫描二维码也可以详细地获取肺结节的信

息。因此胸外科医生一般不建议大家带 CT 胶片，最好带上有影像资料的 U 盘或光盘，或者带有影像资料二维码的报告单。

门诊就诊时要空腹吗

肺结节患者就诊时，一般不需要空腹。对于磨玻璃结节，通常肺结节的检查方式主要是通过 CT 检查等相关的检查进行判断,这类检查一般不需要空腹,因为进食并不会影响到检查结果的准确性。但如果需要进行增强 CT、抽血等检查时则需要空腹。

门诊就诊时要做检查吗

肺结节患者就诊时，医生会根据患者的病史、病情等情况给出相应的建议，您可能需要接受一些必要的检查，如影像学检查、病理学检查等。请积极配合检查，遵循医生的指示进行相关检查前的准备。

诊断肺结节的主要检查有哪些

（1）胸部 X 线检查：可以发现较大的肺结节，但较小结节可能难以识别。

（2）薄层 CT：诊断肺结节的最重要手段，能够清晰地显示结节的大小、形态和位置。

（3）PET-CT 扫描：一种功能成像技术，能够评估结节的代谢活性，有助于鉴别良恶性结节。

（4）病理学检查：对于疑似恶性结节，可以通过穿刺活检或手术切除等方式进行病理学检查，以明确诊断。

在当地医院体检 CT 发现了磨玻璃结节后立即去大医院就诊，医生为什么要让我再次预约一个 CT

最有可能的原因是，患者在当地医院做的 CT 不是薄层 CT（层厚 1mm）。磨玻璃结节的大小常常小于 10mm，层厚太大的 CT 或胸片是看不清的。对于首次 CT 检查的层厚大于 3mm 的，建议复查薄层 CT 作为医生掌握结节病情的基线影像学资料。另外对于一些磨玻璃结节较小的，也会建议再次行薄层 CT 检查，一方面考虑到不同医院的机器设备及参数设置可能导致影像学差异，另一方面也为后续随访、观察病情的发展提供有参考价值的影像学资料。

CT 报告怀疑是炎症，但不能排除恶性可能，要怎么鉴别呢

患者或家属应该将此报告交给医生，医生会根据不同时期 CT 上结节的表现，结合患者的个人史（吸烟情况和职业接触等）、既往史、家族史等进行鉴别，并将诊断的结果详细告知患者。强烈建议患者或家属不要随意地上网搜索，并且将网络上不准确的病症和表现和自己的 CT 报告"对号入座"，这样往往会偏离自己的病情发展，更会增加焦虑情绪，更不利于病情诊断和后续的治疗。

为什么医生安排定期随访，而不是马上做手术

肺部组织是不可再生的，任何的手术和麻醉也是有风险和后遗症可能的。

即使经过抗感染治疗、密切随访、慎重考量，仍有 5%~10% 的肺结节经术后病理证实是良性的。对于这种病灶而言行手术治疗过于"浪费"，且不一定能找到病灶。因此良性的磨玻璃样结节进展缓慢，可以定期随访。

另外肺部手术后还可能出现长期疼痛或其他并发症，影响患者的生活质量，早期手术与晚期手术相比并不能显著改善患者预后，还可能使患者过早承受手术的风险和术后疼痛。

因此，出于更加完善的考虑和对患者负责任的态度，对于小结节的病灶，医生建议

定期随访，准确地掌握小结节病情的变化，才能做出更加准确的诊疗方案。

如何定期随访

肺结节的随访方案根据结节性质有所区别。

1. 实性肺结节或部分实性结节

（1）直径 <4mm，每年复查一次。

（2）直径 4~6mm，6~8 个月复查 CT，如果没有变化建议以后每年复查一次。

（3）直径 4~6mm，3 个后复查 CT，如果没有变化，6~8 个月再次复查 CT，以后每年复查一次。

（4）直径 8mm 以上，行 PET-CT 检查，如果没有问题，3~6 个月后复查 CT。

2.纯磨玻璃结节

（1）纯磨玻璃肺结节直径 ≤ 5mm，每年复查一次。

（2）纯磨玻璃肺结节直径 5~10mm，6~8 个月复查 CT，如果没有变化建议以后每年复查一次。

（3）纯磨玻璃肺结节直径 >10mm，首次 CT 检查后 3 个月复查 CT，若病灶持续存在，除非患者不能耐受手术，否则建议行非手术活检或外科手术治疗。

肺结节患者是否需要
抗感染治疗

新出现的磨玻璃结节或者混杂密度的结节以及首次发现的有炎症表现的实性结节，可以抗感染治疗 1~2 周。但抗感染治疗后，建议 4 周以后再复查 CT，观察病灶是否吸收以及吸收的情况，观察前后结节变化，评估是否再次需要抗感染治疗。

纯磨玻璃结节不需要抗感染治疗；实性结节作用也有限；混合磨玻璃结节若不能除外炎症，可以试抗感染治疗，但抗感染治疗后建议 4 周以后再复查 CT 以便等待病灶吸收。

随访时，CT 出现什么样的变化需要注意

随访时，主要观察 CT 上结节大小是否变化？是否出现实性成分？CT 值是否变化？是否由纯性变混杂性？是否出现如前所述的恶性征象？是否出现血管异常地穿过（如扭曲、密集等）？磨玻璃结节可能多年无变化，或者变化很缓慢细微。也可能较前一次有微

小变化，但与基线 CT 图像比则有明显变化。普通患者在看报告时，切莫将网络的东西生搬硬套，准确地判断还需医生的"火眼金睛"。

发现磨玻璃结节，在生活中需要注意什么

磨玻璃结节患者既不能忽视肺结节，也不要过分紧张。日常需要做到：

（1）定期复查：定期进行胸部 CT 复查，观察结节是否短期内增大或变小。如果结节保持不变，可能是良性结节；如果短期内结节变大或形状变得不规则，应及时就诊，并进行手术切除治疗，之后定期进行随访。

（2）加强日常生活管理：远离烟草，不要吸烟，避免接触有毒、有害物质；放松心情，避免因恐惧导致精神过度紧张；注意室内通风，

保持空气新鲜；保证充足的睡眠，规律作息。

（3）加强体育锻炼：积极适当锻炼以增强身体免疫力，增强自身免疫力。

总之，发现磨玻璃结节后，需要定期复查并注意生活管理，调整饮食和避免复发感染。如果需要手术治疗，应积极配合医生的治疗建议。

肺结节患者有什么忌口吗

对于西医而言，磨玻璃结节患者没有特别需要忌口的东西，如患者同时有高血压、糖尿病等基础病及代谢性疾病，则按相应低盐低糖等饮食。但肺结节患者的饮食应该以清淡、营养丰富为主，避免食用刺激性食物。同时，应该积极配合医生的治疗建议，定期进行复查和治疗。

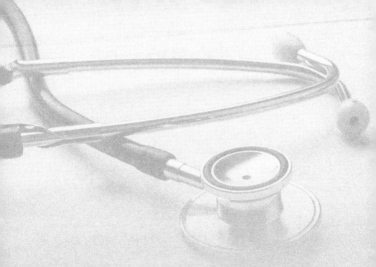

术　前　篇

肺结节要不要动手术

关于手术指征，参考意见如下。

肺结节（包括实性、部分实性和磨玻璃结节）在原则上只要大于 10mm 不能排除恶性的情况，大家的看法比较一致：手术治疗。除非影像学一看就是良性的（钙化等）。

目前具有争议的是 5~10mm 的肺小结节，仅根据影像学来区分良恶性是很困难的，实际上也是不可能的，还需要其他辅助检查。因此有的医生建议手术，有的医生建议观察。事实上，观察 3~6 个月根据结节发展情况再考虑是否进行手术是比较合理的。因此在这种情况下，不同的诊疗方案没有对错之分，只有合理与更合理之别。

对于小于 5mm 的微小结节，肯定是定

期随访的，普遍观点是一致的。

术前检查的必要性

对于需要手术治疗的患者而言，术前准备是无比重要的，术前检查的完善有助于医生准确地评估患者的身体情况，评估手术风险，必要时要采用对应措施来降低手术风险。术前检查的完善也有助于医生发现可能被忽视的危险因素，对医生制订合理、全面的治疗方案有着重要的指示意义。

术前一般要做哪些检查

肺结节患者术前一般需要接受以下检查：

（1）抽血检查：包括三大常规、生化、肝肾功能、凝血指标、传染病等多项检查，以评估患者的身体状况和手术耐受能力。

（2）胸部薄层 CT：评估肺结节的首选影像学检查方法。所有患者均推荐术前薄层 CT 平扫，它可以清晰地显示肺结节的位置、大小、形态、边缘及其与周围组织的关系。

（3）心电图、肺功能等：心电图等常规术前检查是所有肺部手术必查的。

（4）其他检查：如 MRI、全身骨扫描、支气管镜、胸部增强 CT、PET-CT、经皮肺穿刺活检等，均需医生根据患者具体情况酌情选择。

什么是肺功能检查，为什么术前需要进行肺功能检查

肺功能检查是一种测量肺部功能的方法。它可以帮助医生了解患者的肺部情况，包括肺容积、通气功能、氧合能力等。胸外科手

术对患者肺功能的损害很大会导致术后通气量不足，呼吸道分泌物排出受限，严重的会引起术后肺炎和呼吸衰竭等并发症。

所以，外科医师在进行肺部手术前，会要求患者进行肺功能检查，以确定是否有肺部功能损伤或其他呼吸问题。如果患者的肺部功能不良，手术风险将增加。例如，手术期间需要用麻醉药物，如果患者的肺功能不足，可能会导致呼吸困难或氧气不足，从而对手术结果产生不利影响。因此，通过肺功能检查，医生可以更好地评估手术的风险和患者手术的可行性。

做了薄层 CT，为什么还需要做肺部增强 CT

相对肺部普通 CT 扫描，肺部增强 CT 有着很多的优势，它是经过静脉注射造影剂之后，再进行胸部的扫描。造影剂可以使病变组织与正常组织的密度差增加，从而提高了病变的显示率。因此增强 CT 检查对于肺部病灶的定性能力要高出不少，也能够提高小病灶的检出率，并且可以将病变与血管结构区分开来，它可以观察病灶的强化程度，并且根据这种血流动力学的改变做出诊断以及鉴别诊断。

同时增强扫描还可以观察病变与肺门以及纵隔大血管的关系，给临床医生评估是否能够手术来提供依据，增强 CT 扫描还可以显示纵隔和肺门淋巴结的情况，为肺癌的分期和治疗提供诊断依据。

肺结节要做 PET-CT 吗

对于纯磨玻璃结节，以及实性成分小于 5mm 的混杂磨玻璃样病变，不推荐使用 PET-CT；对于肺的实性成分大于 5mm 的病变，可以考虑 PET-CT。

PET-CT 的优点是能够无创地进行全身性扫描，有助于发现全身的肿瘤病灶，对于已知的肺癌，可进行临床分期。因此 PET-CT 对于治疗方案的制订有很好的指导价值。

虽然 PET-CT 是一个检查效率比较高、而且不容易出现漏诊的方式，但是磨玻璃结节对 PET-CT 不敏感，所以一般不建议肺结节患者做 PET-CT。

骨扫描是什么？为什么要做骨扫描

骨扫描是一种检查身体是否存在病变的检查方法，特别是对于肺癌患者，骨扫描可以检查是否有骨转移的情况。如果肺结节患者怀疑有骨转移的可能性，或者医生建议排除骨转移的情况，那么可以进行骨扫描检查。

但是，需要注意的是，骨扫描并不是所有肺结节患者都需要进行的检查。只有当医生认为需要进行骨扫描时，才应该进行该检查。同时，骨扫描也存在一定的辐射剂量，对人体有一定的损伤，因此不应该频繁进行骨扫描检查。

肺结节需不需要做穿刺活检

靠中央的结节不容易穿刺，靠边上的结节没必要穿刺。穿刺还有假阴性的可能，同时影像的判断在有经验的医生看来，已经比较准确。胸腔镜下微创切除病检兼有诊断与治疗作用，更值得选择。一般来讲，只有肿块比较大、靠边缘、比较晚期、不适合做手术的患者才需要穿刺活检来指导下一步治疗。

术前为什么要定位

磨玻璃结节通常较小，多数直径 < 2cm。对于较小的、处于外周部位的肺部磨玻璃结节，手术方式往往选择楔形切除或肺段切除。这些局限性切除的基本原则是在保证病灶切干

净的前提下，尽可能保留更多的正常肺组织。

但由于微创手术下，靠人眼观察、人手触感、腔镜器械辅助很难每次都准确判断结节的具体位置，所以必须依靠术前定位的辅助，帮助医生精准确定病灶位置，准确切除病灶，切缘干净，保留更多的正常肺组织。若没有术前定位，可能会出现切缘肿瘤残留、切除过多正常肺组织、增加手术时间等弊端。

术前定位有哪些方法

术前定位的方法繁多，各医院设备、医生习惯亦不同。但安全性和准确性都是有保障的。具体的方法，患者们不需要深究，只需了解即可。

常见的有 CT 引导下经皮肺穿刺亚甲蓝注射、Hook-Wire 定位、微弹簧圈定位、放射性示踪剂注射；电磁导航支气管镜引导注入染色标志物或微弹簧圈；近期亦有报道结合 3D 打印模板＋三维重建＋吲哚菁绿标记对肺小结节进行精确定位。这个方法一般在 CT 引导下使用，医生会将带钩线的金属线穿过胸壁插到肺结节旁边，直到手术时确认了结节的位置，然后再取出。放线后需要注意减少运动，以避免加重肺部的疼痛。如果是在后面放置的导线，请侧躺以免压线。

带钩金属丝定位法：一般是在 CT 引导下，经胸壁向肺结节旁置入带钩金属丝，一直保留到术中，定位结节后再摘除。在置入金属丝后需要注意：放置金属丝后会有不同程度的疼痛，应限制活动，避免增加疼痛和肺损伤；如果定位金属丝在后背，应侧卧，避免压迫金属丝；如果出现胸闷心慌不适，要及时告诉手术医生或护士。

磨玻璃结节患者术后
需要休养多久

手术是治疗肺癌的主要治疗方法，以前的开胸手术对患者的伤害大，在术中需要撑开肋骨数小时甚至有时需要锯断部分肋骨，导致患者在术后需要长期卧床，有的甚至半年还不敢动，患者术后基本丧失劳动力，这也是患者害怕手术的原因。

但随着微创治疗技术的进步，现在已经发展到可以仅切开一个或多个小孔来进行手术，患者术后恢复快，1周即可出院，并且不会对后续生活产生明显影响。

磨玻璃结节做手术
要花多少钱

随着医保和集采范围的扩大，目前肺结节腔镜手术费用已明显下降，总的花费可能在 2 万~3 万，平常老百姓同样可以负担起。

具体费用可能因手术难度、手术方式以及医院等级等因素而有所不同。如果手术难度较小，医院等级较低，费用可能会相对便宜，大约 2 万元。而如果手术难度较大，手术方式较复杂，医院等级较高，费用可能会相对较贵，大约在 3 万元。

什么是呼吸功能锻炼

呼吸功能锻炼是以通过训练呼吸肌的肌

力和耐力，减少呼吸肌的耗氧量，提高呼吸机的效率，促进受损的呼吸功能恢复，从而提高活动能力和生活能力，以减轻呼吸困难、提高机体活动能力、预防呼吸肌疲劳、防止发生呼吸衰竭及提高患者生活质量为目的的治疗方法。它包括腹式呼吸、缩唇呼吸、呼吸操等，旨在帮助患者通过正确的呼吸方式改善通气功能，提高肺活量，缓解呼吸困难等症状。

术前为什么要进行呼吸功能锻炼

手术前的呼吸训练，主要是为手术做好准备，通过减缓呼吸频率来改善血液及肺泡间的气体交换，促进气管内痰液排出，改善肺通气功能，加强心肺功能，提高手术耐受力。同时对于肺部手术术后并发症的预防至关重要，可以降低术后出现的多种并发症：如肺部感染、肺不张、肺持续漏气等。

怎么进行呼吸功能锻炼

术前锻炼肺功能的方法多种多样，一般可以采取以下方法。

（1）吹气球，让患者吹气球来锻炼肺功能。

（2）腹式呼吸，准备一个 7~10 千克的米袋，用布包裹好放置于上腹部，让患者平卧位，蜷起腿来，然后当患者深呼吸的时候，用力将腹部的沙袋去鼓起来，然后放松，每次锻炼 10 分钟，然后可以每小时锻炼一次，间断地配合吹气球，来进行肺功能的锻炼。

（3）家属可以帮助患者进行拍背，患者

用力咳嗽，术前要将咳嗽动作进行分解，锻炼咳嗽功能以帮助术后进行有效的排痰。

什么是射频消融

经皮射频消融是在 CT 的引导下，将射频电极穿刺入肺结节病灶中，在高频交变电流作用下产生热生物学效应，利用热产生的生物学效应直接导致病灶组织中的肿瘤细胞发生不可逆损伤或凝固性坏死的一种治疗技术。对于符合适应证的人群来说，具有不用外科手术、不用全身麻醉、预后较好、不损伤肺功能、恢复较快、费用比较低的优点，是目前在临床治疗肺结节除外科手术外的一个非常好的选择。

女性月经期间可以做手术吗

除非是急诊手术，否则月经期患者一般不宜做手术，原因有以下几点。

（1）月经期凝血功能降低，手术出血风险较大。在此期间施行手术，术中创面渗血较多，影响手术操作；术后渗血较多，可引起气道受压等继发问题。

（2）月经期机体免疫功能降低，影响病情好转及切口的愈合，容易使切口、呼吸系统和泌尿系统感染，不利于患者的恢复。

（3）不利于术后护理。月经期做手术不可避免地为生活护理带来困难，不便于留置导尿管，还会增加尿道感染的机会。

如有必要，可遵医嘱注射黄体酮（一种雌激素），推迟月经期，以便进行手术。最适宜的手术时机是月经干净后 3~5 天。

术前要戒烟吗，要戒烟多久

吸烟会增加术后并发症的风险，如肺部感染和呼吸衰竭等。因此，为了降低手术风险和保障患者的安全，建议患者在术前戒烟。一般来说，戒烟至少需要 2 周，最好戒烟 4 周以上再进行手术，这可以有效地减少术后肺部并发症的发生率。

如果患者戒烟时间不足，可能会影响手术效果和术后恢复。因此，建议患者在术前尽可能早地戒烟，并遵循医生的建议进行戒烟。

术前为什么要停抗凝药和抗血小板药

在手术前停用抗凝药和抗血小板药是至关重要的，可以帮助减少手术过程中和手术后出血的风险。在肺结节手术前，停用抗凝药和抗血小板药是为了降低手术风险和保障患者的安全。患者需要遵循医生的建议，按时按量停药，并密切关注自己的身体状况，及时向医生报告任何不适症状。如果患者长期有在服用抗凝药或抗血小板药，手术前应停止服用 5~7 天。如果患者患有脑梗等基础疾病，可以替换成肝素等短效抗凝剂，具体要听从医生的医嘱。

为什么术前要禁食

手术前医生一定会交代：术前一晚不能吃东西，不能喝水。不少患者就会担心，不吃不喝还要挨刀，那不是要饿死了？

手术前禁食主要是为了避免患者胃里的食物出现反流、呕吐的情况，手术过程中，患者处于麻醉状态，极易导致反流的胃内容物误吸到气管内，引起误吸性肺炎，更严重的是引起致死性窒息。而对于腹部的手术，还需要对胃肠道进行清洁，避免术中粪便污染，造成感染。

至于很多人担心的禁食饿晕，医生一般会在术前补充葡萄糖等液体，帮助人体补充能量，而且人体本身就有能量储备。因此，禁食一晚没有大碍。

术前可以吃降压药
或降糖药吗

术前禁食真的一滴水都不能喝吗？那我还能吃药吗？这是不少患者有的疑问。其实一般情况也没那么严格，一般而言，配合口服药喝一点水是没问题的。

术前停药更是一门学问，多数口服药物可以服用至手术当天早晨，也就是说，手术前可以吃降压药或降糖药，且可以喝一小口清水服药（距麻醉2小时以上就行）。降压药和降糖药可以控制血压和血糖，避免血压和血糖在手术中发生波动，从而降低手术风险。因此，在手术前需要正常服用降压药或降糖药，但具体情况还需要咨询医生后再决定。

术前患者和家属需要注意什么

在手术前，患者和家属需要做好心理准备，正确认识疾病，树立战胜疾病的信心，保持心情舒畅，减轻焦虑和不安。遵守医嘱吃药和做好全面系统的检查。

医生关于手术方案会找患者和家属进行谈话，和医生更好地沟通是非常有必要的。术前护士会给患者进行备皮、备血、皮试，指导术前术后的注意事项和配合方法等。术前 8 ~ 12 小时患者开始禁食，术前 4 小时禁水，术前半小时需要排尿、排便等。

患者家属可以准备术后需要的生活用品，比如便盆等。在进入手术前患者需要取下义齿、假发、发夹、隐形眼镜、耳环、戒指、手表等金属物，不携带贵重物品及私人物品进入手术室。家属需要留在医院，以防医生需要和家属沟通病情时联系不到。患者和家属都需要科学正确地对待和处理术前相关事项。

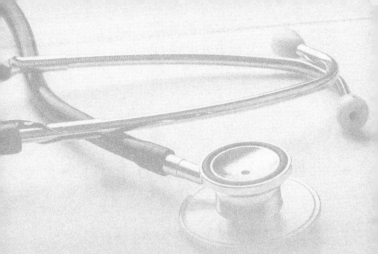

手术篇

如何认识肺结节的手术治疗

肺结节手术入路分为开胸手术、胸腔镜手术、机器人手术，其区别主要在于胸部切口的大小不同，后两者手术切口小创伤小，术后疼痛也相对轻一些。但前提是不违背肿瘤治疗标准和胸部手术切除原则，即保证肿瘤切除彻底且避免肿瘤播散种植。对于肺结节来说，往往病期较早，病灶局限，通过按切除肺组织的多少来排个顺序：肺叶部分切除术＜肺叶切除术＜联合肺叶切除术＜一侧全肺切除术。其中肺叶部分切除术又包含以下几种：肺楔形切除术、肺段切除术、肺亚段切除术（比肺段更小）、联合肺段或肺亚段切除术等。当然，肺组织切除得越少，对肺功能影响越小。

对大部分的肺结节患者来说，发现的时候病期较早，病灶比较局限，通过胸腔镜或机器人辅助行肺叶部分切除手术即可达到治愈目的，术后往往也不需要再行放化疗治疗。

肺结节微创手术是怎样的

随着医疗技术的进步，胸腔镜下肺结节切除手术由最初的"三孔"方式改进成了"单孔"方式，这意味着只需要一个几厘米的切口就足以完成手术，这样的手术方式使得患者的创伤更小，恢复时间更短，感染概率更低，也可以明显改善术后切口疼痛的问题。

随着科学技术的进步，机器人辅助下肺结节切除手术开始在临床上应用并逐渐走向成熟。与胸腔镜手术相比，机器人辅助手术不仅最大限度提高了手术的准确性，并且创伤更小、术中出血更少、术后疼痛更小，有效减少了术后并发症的发生，对患者造成的身体负担也较小。由于这些显著的优势，使得高龄患者和复杂的手术也能通过达芬奇手术机器人进行。

除了手术，还有其他治疗方式吗

对需要积极干预的肺结节患者而言，手术治疗是首选，但对于有明确手术禁忌，手术风险较大，或者干脆拒绝手术的患者而言，有没有其他的选择呢？

在这样的背景下，立体定向体部放射治疗以及肺结节射频消融术被应用到临床上。立体定向体部放射治疗是利用高精度的放疗技术，将根治性的放射剂量通过体外照射方式聚焦到肿瘤部位，从而达到破坏肿瘤细胞组织、阻止癌细胞繁殖的目的。

在临床共识上，立体定向体部放射治疗已成为早期非小细胞肺癌的重要根治性手段，尤其在不可手术或拒绝外科手术的患者中是首选治疗手段。

经皮射频消融是在 CT 的引导下，将射频电极穿刺入肺结节病灶中，在高频交变电流作用下产生热生物学效应，利用热产生的生物学效应直接导致病灶组织中的肿瘤细胞发生不可逆损伤或凝固性坏死的一种治疗技术，是目前在临床治疗肺结节除外科手术外的一个非常好的选择。

肺结节手术的流程是怎样的

肺结节手术的基本流程：患者的术前基

本准备工作完成后，需要 CT 引导下经皮穿刺定位，定位出肺结节的具体部位；之后患者由平车推入手术室，在医务人员的帮助下，换到手术台上。核对患者信息后，麻醉医师将会对患者进行谈话，并且开始进行气管插管和麻醉等工作。

患者进入麻醉状态后，术者会将患者摆放为合适的手术体位，根据定位的信息确定手术切口的位置。然后术者将会消毒手术部位的皮肤，铺上手术巾。接下来就是进行手术，不同类型的结节就有不同的手术方式。具体的手术方式，患者的主刀医生会告知患者及其家属。在手术过程中切除的结节会送给家属观看，淋巴组织将会送去病理活检。直至切口缝合，手术结束。患者将会被送往麻醉苏醒室，进行苏醒。最后送回病房，密切观察。

有多个磨玻璃结节怎么手术

肺内有多个磨玻璃结节的患者，建议优先处理主要病变，切除主要病变后，在肺功能允许，且符合无瘤原则的前提下，可同时切除多个病变，同时处理次要病变。对于单纯玻璃结节，且因肺功能及心脏功能影响，无法手术切除者，6~12 个月随访 1 次，若无明显变化，每 2 年随访一次。有些不能耐受手术的患者，可考虑行靶向治疗或放射疗法。

多发磨玻璃结节手术是否可以切干净

局限在一个肺叶上的多发磨玻璃结节可以切除干净；若是双肺都有、每个肺叶都有，而且位置较深，那手术就很难完全切除，只能切除典型的、较大的、位置集中的，毕竟不可能把双肺都切除。

肺结节手术对身体有多大影响

手术对身体有什么影响，这是几乎每个患者都会问的问题。如果肺结节已经有手术指征，就必须要考虑手术切除！对于身体的影响则根据手术方式而定，大概来说：

（1）肺楔形切除对肺功能的损失可以忽略不计。

（2）肺段切除影响也较小；肺叶切除有一定影响，但是不影响正常生活及常规运动。

（3）肺是负责通气换气的，切除一个肺叶，短期内必定会造成肺功能的下降。表现

为容易胸闷、气促，活动耐量下降。但是在
出院后的一段时间内，经过后续的休养，肺
功能可以逐渐恢复。

肺组织切除后还能长出来吗

肺组织细胞并不具备再生的能力。切除
以后无法恢复到手术前的大小，也不会重新
长出来。那为什么恶性肺结节还是首选手术
根治呢？这是因为手术的根治率高，是最合
适的恶性肺结节治疗方式。

肺组织切除后，胸腔里
空出的地方怎么办

虽然肺组织是不可再生的，但是肺是空
腔脏器，具有一定的储备功能。正常的左肺

两叶、右肺三叶，切除少许部分，剩余的肺组织会再次膨胀并填满胸腔，对呼吸功能的影响也不大。因此肺部分切除术后对身体的影响也不是很大，仅有少部分人会留下一定的手术后遗症，大部分人是没有太大影响的。

但是，当肺组织切除较多时，特别是一侧肺组织完全切除时要慎重，需要仔细评估切除后剩余肺组织的功能代偿情况。如果切除后剩余肺组织的功能代偿能力低，满足不了日常生活的要求，则会发生较为严重的后果。

肺结节手术需要多长时间

肺结节手术需要 0.5~3 小时，时长不等，时长主要因肺结节采取的手术方式不同而异。如果仅行局部楔形切除，将结节切除，只需要十几分钟的时间。如果行肺叶切除或者肺段式切除，需要的时间就会适当延长，通常在 2 小时内完成。

对于一些结节，如果生长在肺的根部，又有周围淋巴结的肿大或者粘连，手术时间就会相对延长，通常在 3 小时内解决。对于一些特殊情况就需要更多的时间。因此肺结节的手术时长，需要根据手术的范围和困难程度来决定。

什么物品不能带进手术室

身体上的各种异物是不能够带进手术室的，就比如常见的装饰品或者是义齿，这些异物虽然看起来干净，但是长期使用后其实存在不少细菌，如果带到手术室中会增加患者的感染风险。而且现在的外科手术一般都需要用电刀进行切割，而肺癌的手术主要就是癌细胞组织切除，如果存在有其他的金属物品，就容易在人体形成电回路，会导致患者受伤。

为什么患者进入手术室的时间比医生说的手术时间长得多

大多数家属会觉得从患者被推进手术室，手术就开始了。大众理解的手术时间：从进手术室到出手术室的时间。而医生说的手术时间是指实际上真正手术的时间：从皮肤切开到缝合皮肤切口。

患者进入手术室以后要经过术前准备、麻醉、体位摆放、消毒铺巾、进行手术、术后复苏等一系列流程。手术只是其中一部分，因此就会出现患者进入手术室的时间比医生说的手术时间长很多的情况，这并不是手出现了意外。患者家属并不必过分担心，耐心等待手术结束，会有医生告知家属手术的情况。

肺结节手术后会复发吗

肺结节切除后复发概率与结节的性质与大小有关，如果肺结节属于微小结节，或者属于良性结节，一般在手术后可以达到根治的目的，其复发的概率是比较小的。部分患者出现肺结节，其直径比较大，比如 ≥ 30mm，属于恶性肿瘤，且已经出现转移、扩散等情况，一般在进行手术治疗后，其转移、扩散遗留的细小癌细胞会在某些因素的刺激下，出现疾病复发。

胸腔镜手术几个孔到底有什么区别

胸腔镜肺手术有单孔、两孔、三孔等不同手术方式。单孔、两孔还是三孔在本质上没有很大不同，它们之间手术治疗效果基本没有区别，仅仅在术后切口疼痛和医生手术操作难易上有所区别。对于患者而言，手术的安全是最重要的，不用太过于纠结几个孔，毕竟胸腔里面的手术做得标准和彻底，比外面刀口的漂亮更加重要和有意义！

什么是机器人手术？机器人手术有什么优势

机器人手术是指应用达芬奇机器人进行

微创手术。与胸腔镜手术相比，不仅最大限度提高了手术的准确性，并且创伤更小、术中出血更少、术后疼痛更小，有效减少了术后并发症的发生，对患者造成的身体负担也较小。由于这些显著的优势，使得高龄患者和复杂的手术也能通过达芬奇手术机器人进行。

但是，机器人在普通手术上没有特别的优势，但若复杂手术，医生操作机器人完成更方便。不过费用要增加不少。

如何克服对手术的恐惧心理

（1）知识宣讲：如果患者不了解手术的重要性，也不确定手术是否安全，通常会害怕做手术。在这种情况下，建议认真学习医护人员进行的知识宣讲，确保能够明白自身为什么需要进行手术，以及手术的安全性和可能出现的风险。

（2）与家人沟通：患者在术前感到紧张、害怕是比较正常的，可以多与家人进行沟通、交流，从家人处得到支持，能够树立信心，减轻害怕的情绪。

（3）心理疏导：如果患者对手术过于害怕，可以及时告知医生，医生会给患者使用抗焦虑的药，甚至由专业的心理医生对患者进行必要的心理疏导，通常可以改善患者的异常情绪。

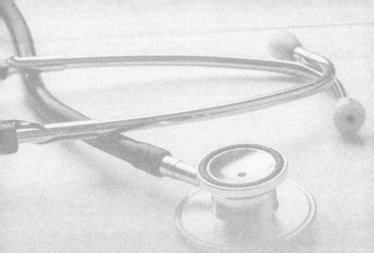

术　后　篇

什么是基因检测

基因检测是通过检测患者的基因组信息，以评估其患某种疾病的风险、预测药物的疗效以及指导个体化治疗。在肺癌治疗中，基因检测主要用于指导靶向药物治疗。

通过基因检测，可以检测出肺癌细胞中是否存在驱动基因的突变，如 EGFR、ALK 等，进而选择针对性的靶向药物进行治疗。

肺结节手术后为什么要做基因检测

手术后进行基因检测可以评估肿瘤细胞的生物学行为和恶性程度，预测患者的预后和复发风险。此外，根据基因检测结果，可以为患者提供更加精确的辅助治疗建议，如是否需要接受辅助化疗、放疗或靶向药物治疗等。与此同时，当肺结节复发时可以依据基因检测结果进行进一步治疗。

术后基因检测是否必须做

是否必须进行基因检测主要取决于肺结节的良恶性及分期。靶向治疗主要用于晚期非小细胞肺癌，以肺结节入院手术的，绝大部分都是早期肺癌患者，不是靶向治疗的适应人群，基因检测并不适合大部分人。IA期NSCLC患者，术后不需要常规进行基因检测和辅助治疗；存在高危因素或驱动基因突变的IB期NSCLC患者，术后可以考虑进行基因检测以指导辅助治疗方案的选择。

在临床实践中，肺结节手术后是否需要

进行基因检测需要根据患者的具体情况进行判断。

术后什么时候可以进食

与消化道手术相比，术后患者的肠道功能恢复更快，当肠道蠕动恢复正常时（一般为术后 6~8 小时），就可以进食流质了。但考虑到患者术后肠道功能水平仍然较差，出于安全考虑，一般建议患者术后 6 小时方可饮水，如果没有特殊不适，12 小时后就可以进食米汤等清淡流质。如果患者食用半流质食物后没有任何不适，就可以过渡到正常的饮食，但此时饮食应选择高蛋白质、高热量、易消化的食物，如鸡蛋、鱼、虾等，以确保提供充足的营养，增强机体的抵抗力，促进伤口愈合。

术后饮食有什么禁忌

　　术后患者的饮食应遵循营养均衡、易消化、补充能量的原则，一般没有明显的禁忌。尽量让患者避免食用油腻食物，如滋补的浓肉汤或浓鸡汤等。因为部分肺结节患者在手术中需要进行清扫淋巴结，会对淋巴结及淋巴管造成一定的损伤，导致淋巴液的回流梗阻，表现为乳白色外观的液体渗出，即所谓的乳糜漏。手术范围越大，淋巴结清扫得越多，造成的损伤就越大，发生乳糜漏的概率也就越大。乳糜漏会损耗大量的营养，容易引起身体脱水、电解质紊乱，降低身体的抵抗力，增加患者感染的风险。食用油腻食物会增加局部渗出，加大乳糜漏发生的概率。

术后食欲不佳怎么办

1. 调整饮食，少食多餐

肺结节手术会对患者的胃肠道造成一定的影响，因此会出现食欲不振的情况。如果不能合理调整饮食，很容易营养摄入不足，最终导致营养不良，影响术后恢复。因此，对于肺结节手术后出现不适反应的患者，可以每天吃6~8次小餐代替三餐，同时积极调整饮食，可以嘱患者吃一些喜欢的东西以来改善食欲。可以适当吃清淡易消化的食物，比如米粥、南瓜粥、蔬菜粥等，也可以适当吃新鲜的水果和蔬菜，比如青菜、西红柿等。新鲜的蔬菜水果富含维生素C、胡萝卜素等营养物质，并具有抗氧化及改善机体的免疫功能的作用。蔬菜水果还富含纤维素，可以刺激肠道蠕动，可有效改善因卧床太久带来的肠道功能紊乱问题，也可以促进胃肠道蠕动，在一定程度上也可以改善没有食欲的情况。

2. 适当运动

患者在术后可以适当根据身体情况下床活动，注意劳逸结合，近期不要做剧烈运动，后期可以散步，以身体不疲劳、心率不变快为宜，能够促进胃肠道蠕动，也可以促进食欲，改善没有食欲的情况。

3. 放松心情

术后一定要保持心态乐观，正确面对疾病，树立战胜疾病的信心，避免过度紧张或焦虑，可与家人或朋友多沟通交流，转移注意力，更有助于身体恢复。患者可以通过深呼吸的方式放松心情，避免精神过度紧张，也可以通过听舒缓的音乐进行改善。

4. 药物治疗

对于一些经过饮食调整仍不能解决营养摄入不足问题的患者，也可以在医生的许可下服用一些药物来改善食欲、调节消化功能及代谢功能、提高免疫力，从而促进患者的高效恢复。

术后为什么会感到恶心呕吐

术后头晕、恶心、呕吐也是常见不良反应，与全身麻醉时使用麻醉药物有关。一旦出现头晕、恶心、呕吐症状，可以通知护士帮您关掉止痛泵。如果还是感到恶心呕吐，医生会根据情况选择止吐药物治疗；术后当天因为患者不能下床，感到恶心、发生呕吐时，应将患者头部偏向一侧，以免发生误吸呛咳。

术后第一次进食或下床时如果感觉头晕、恶心、呕吐，应减少恐惧，坚持进食或下床活动，随活动次数的增多，头晕、恶心、呕吐的感觉会很快好转。如果头晕、恶心、呕吐的现象持续存在或者有加重的趋势，应及时通知医生，医生会根据患者的症状对症治疗。不要因此而产生消极的情绪，从而影响身体的康复。

术后咳嗽疼痛明显，为什么医生还是要求患者术后咳嗽

咳嗽是促进患者快速康复的非常重要的手段。患者手术麻醉会抑制患者的自主呼吸，呼吸道内分泌物无法自主排出。手术后麻醉效果消失，咳嗽会增加伤口疼痛和肺部疼痛，患者就会下意识地避免咳嗽以减轻痛苦。但

是这时肺部痰液就会增加，如果不能有效地咳痰，就容易引起肺部感染，对患者造成更大的伤害，对术后病情的好转也无好处。因此医生要求患者术后尽可能咳嗽。

另外在肺手术过程中，一般会采取单肺通气，需要进行手术的肺部就停止了通气，术后再进行双肺通气将肺再次鼓开，但并不是所有患者术后肺都能完全复张。因此，患者术后咳嗽、咳痰非常重要。术后咳嗽不仅能将压缩的肺部小支气管及末梢的痰液排出，减少感染的概率，还能促进肺部复张，恢复患者肺功能。

术后要勤换药吗

根据伤口情况不同，换药的频率也不一样。通常，只有感染的伤口才需要每天一换甚至每天多换。

有些患者和家属，认为手术后应当天天换药，觉得每天换药能促进伤口愈合，害怕一天不换药就会导致伤口感染，甚至因此对医生换药时间稍晚产生不好情绪。其实，换药操作不是仅仅用消毒液清洁伤口那么简单，医生在换药的同时，还进行着检查伤口情况、去除分泌物、清洁伤口、更换覆盖敷料、预防感染的工作。操作需要尽量无菌。伤口的状态表明病情好转的状态，不同伤口就有不同的处理方式。

术后多久拔除胸腔引流管

术后医生会通过观察引流液的量和颜色，复查胸部X线片看肺复张情况，观察是否有漏气、感染等综合判断拔管的时机。患者的年龄、一般情况、基础疾病、术后护理、咳嗽排痰等也对拔管的时机有影响。时间短者术后1~3 天即可拔管，时间长者可能要 1 周以上。

术后需要卧床静养吗

肺结节手术后需要适当卧床，但不要卧床静养。相反，肺结节术后需要患者早期下床活动，这样可以促进患者术后康复。而卧床静养反而会影响患者康复。

术后多久能下床

肺结节手术现在一般为微创手术，我们鼓励尽早下床活动，但是需要根据患者的身体情况进行综合考虑，术后患者可以在家属的帮助下由半躺、坐、立、走进行慢慢过渡。

如果患者的身体体质比较好，并且肺结节的体积比较小，一般在手术过程中对身体的创伤性会比较小，术后恢复的时间会比较快，这种情况下术后第一天可以下床。

但是如果患者的身体体质比较差，并且肺结节的体积比较大，在手术过程中对身体的创伤性会比较大，术后恢复的时间会比较慢，这种情况下一般在手术当天不建议下床，需要在术后观察一段时间，如果身体没有出现其他不适症状，可以适当下床活动。如果没办法早期下床，一定要在床上动动手、动动脚，防止下肢静脉血栓形成。

术后伤口疼痛怎么办

肺部手术后疼痛是正常的。术后伤口疼痛问题，是所有手术的共同话题。大部分疼痛，主要是集中在手术后的一周时间内。如果手术一周后疼痛能够耐受，就不需要吃止痛药物。大部分情况是由于肋间神经损伤导致的疼痛，有些人甚至3~6个月还会有点轻微的疼痛。但也有少部分患者是由术后感染引起，此类疼痛通常在术后数天内出现，这种情况需要定期换药，使用抗生素。伤口疼痛较为明显则需要使用止痛药以减轻疼痛，减少患者的痛苦。

术后胸腔积液怎么办

需要根据胸腔积液发生的原因来具体判断。如果为肺部肿瘤手术所引起的术后胸腔积液，短期内不会发生胸膜转移，需要根据B超提示胸腔积液量的多少，决定是否给予胸腔穿刺抽液以及胸腔闭式引流。如果胸腔积液较少，可以给予静脉输液抗感染治疗。经过 1~2 周的抗感染治疗后，如果胸腔积液明显减少说明为术后常见并发症，包括反应性胸膜炎所造成，预后较好。

如果术后发生液气胸、血气胸或者肺不张所引起的胸腔积液，需要在 B 超定位下给予积极的胸腔闭式引流以促进肺复张，减少并发症的发生。如果患者出现咳嗽、咳痰、发热，甚至痰中带血，需要进一步评估患者的肺功能以及感染情况。如果情况比较严重，有可能需要再次给予胸腔手术进行一定的修补治疗。

术后痰中带血怎么办

术后肺部有血痰是正常的。因为术后可能会有一些毛细血管出血，吐血的时候会有一些血丝。手术过程中，肺部切口边缘渗出的血液可能会通过呼吸道咳嗽排出，对患者有利。但是长期痰中有血，或出现大量血，则要考虑可能存在支气管胸膜残端炎症，或者残端瘘等情况。这时需要患者与医生充分沟通，以做规范合理的处理。

术后皮肤过敏怎么办

当自身出现过敏反应时，应及时明确过敏原，并注意远离。若皮肤瘙痒症状明显，建议遵医嘱应用炉甘石洗剂进行涂抹，同时可遵医嘱应用氯雷他定片、盐酸西替利嗪片等药物进行治疗，帮助缓解过敏症状。除了上述处理方式外，还需要保持局部清洁干燥，避免吃辛辣、刺激性食物，并且在医生指导下及时换药，以免症状加重。

术后为什么会出现皮下气肿

1.胸腔内压力增高

肺癌患者手术后剧烈咳嗽、用力排便等原因导致胸腔内压力增高，部分气体进入皮下，进而会引发皮下气肿。

2.引流管引流不畅

肺癌手术中如果引流管被组织堵塞，胸腔内气体不能及时排出，气体会通过肋骨之间的切口进入皮肤下，导致患者术后皮下气肿。

3.导管滑脱

肺癌术后放置导管引流肺内气体和液体时，如果导管不慎滑脱，胸腔内气体逸入胸壁皮下，也可导致患者术后皮下气肿。

术后出现皮下气肿怎么办

如果出现皮下气肿，需要进行及时的处理，常规的处理方法主要包括进行胸大外固定及时调整胸腔引流管，保证胸腔引流通畅。若胸壁皮下气肿较为明显，可以进行胸壁皮肤切开排气对症处理。经过积极处理，胸壁皮下气肿大多可以逐渐吸收好转。

术后为什么感到伤口局部麻木

术后感到伤口局部麻木是非常正常的。腔镜手术虽然创伤小，但同样会对肋间神经造成不同程度的损伤，导致局部皮肤麻木感。一般 3~6 个月后这种症状会逐渐减轻。

术后痰咳不出怎么办

肺手术后有痰咳不出来，首先可以帮助患者进行拍背，拍背时手呈空心状，从下往上、从外往内均匀拍打，通过拍背可以帮助患者将痰液咳出。与此同时，可以予以雾化吸入治疗，在医生指导下使用乙酰半胱氨酸等化痰药物，通过雾化吸入的方式，将痰液稀释，便于咳出。口服药物：患者咳嗽无力，痰液无法咳出时，可以在医生指导下使用盐酸氨溴索、溴己新等化痰药物，帮助患者将痰液咳出。除此之外，可遵医嘱服用多索茶碱等药物，舒张支气管，也有助于痰液排出。

术后如何进行肺功能锻炼

手术之后1个月内患者应采取半卧位或坐位，上半身前倾，肩膀放松，用力深呼吸后，利用腰腹部力量通过咳嗽用力把分泌物咳出，这样才能达到有效排痰，促进肺复张。并需要循序渐进地进行肺功能锻炼，早期包括腹式呼吸、缩唇呼吸、吹气球，出院后可以进行爬楼梯、慢跑、快步走、游泳等锻炼，根据自身体力情况，逐渐增加活动量，促进肺功能恢复。

术后咳嗽怎么办

肺部手术后咳嗽应该查明咳嗽的原因，查看是否有感染、有无胸腔积液等情况。有感染、胸腔积液等情况需要对症治疗。如果没有特殊情况，可以口服止咳药物，如复方甘草合剂、川贝枇杷露等。一般情况下，这种情况随着时间会恢复。肺部手术后咳嗽多久能好取决于患者的病情，症状较轻的患者通常情况下 1~2 周可以恢复，症状较重的患者可能会延长至 1~2 个月才有好转。

术后发热怎么办

外科手术后发热的原因较多，术后 3~5 天内的发热多为吸收热，体温在 37.5~38℃波动。如有体温升高现象，请在护士指导下进行温水擦浴及头枕冰袋等物理温措施，物理降温后 30 分钟复测体温。若体温无变化或持续升高，要及时汇报医生，医生会查找发热原因，予以对症处理。

术后失眠怎么办

术后失眠与多方面因素有关系。刚做完手术，切口的皮下组织和血管等可能在恢复期，会有切口瘙痒，可能造成睡眠困难。患者睡觉前需要转移注意力，放松自己，什么事情都不要想，慢慢就会进入睡眠状态。还有可能是手术营养物质流失，要及时补充营养，各器官能得到很好的修复，自然失眠就会好转。失眠也是一种疾病，一定要及早解决，特别是手术后失眠，对身体恢复不利，影响身体康复。

什么是深静脉血栓，
有什么表现

深静脉血栓是血液在深静脉内不正常凝结，阻塞静脉腔，导致静脉回流障碍，可发生于全身各部位静脉，以下肢静脉为多。深静脉血栓的主要临床表现为患肢肿胀、疼痛、浅静脉扩张、静脉性坏疽、皮肤水泡、皮温下降、青紫（股青肿）征等。

深静脉血栓会造成什么危害

深静脉血栓形成后，大部分扩展致整个肢体深静脉主干，若不及时诊断和处理，多演变为血栓形成后遗症，如慢性静脉血流不足、静脉溃疡、脚部静脉炎等；严重的会导致肺栓塞，造成极为严重的后果，甚至死亡。

深静脉血栓有哪些危险因素

（1）年龄超过 40 岁。

（2）外科手术时间大于 45 分钟。

（3）卒中、深静脉血栓病史。

（4）长期卧床、站立或久坐者。

（5）肿瘤或接受化疗患者。

（6）静脉曲张病史。

术后伤口发炎流脓怎么办

手术伤口一般医生两三天就会进行换药，会密切观察和掌握切口的恢复状态。一旦出现手术后伤口发炎流脓，会及时进行消毒处理，并且使用消炎药物进行治疗，如果脓肿比较严重，还需要采取切开引流的方式，能够使脓液及时排出，从而可以促进伤口的愈合。

术后如何锻炼

术后患者应该积极地做深呼吸运动、咳痰，将支气管内的积痰、积血咯出，这样有利于肺复张及胸腔引流，避免肺部继发感染。同时，医生也会辅助以湿化气道、促进排痰、适当镇痛等措施。对于排痰不畅、感染风险较高的患者，会根据病情给予吸痰管或纤支镜吸痰。

术后在医生允许之后，可以积极进食。手术后没有特别的饮食禁忌，忌辛辣、油腻，营养均衡，注意补充蛋白质，有利于康复。

术后是否要使用增强免疫力的药物

术后可以适当吃一些增强免疫力的药物，比如胸腺肽肠溶片、参一胶囊、乌苯美司等，年龄偏大、体质不太好的话，也可以考虑注射胸腺法新。但这只是保健药物，不可以代替正常药物治疗。

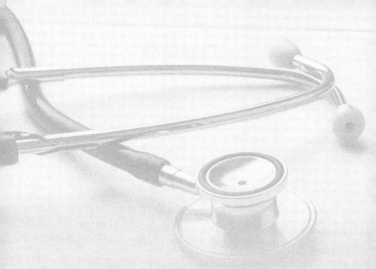

病　理　篇

　　术中切除的肺组织标本都会被送到病理科进行进一步的化验检查，最终病理科会依据化验检查结果出具一份病理报告。患者拿到的病理报告包含了哪些内容？它们的意义是什么呢？

什么是快速病理检查

快速病理检查是将手术中切除的病理组织经特殊方法处理后快速切片，经过常规快速染色后供病理医师进行快速病理诊断，再将结果报告发给临床。"快"字贯穿全程，它要求每个环节都争分夺秒，尽可能节省时间，这也是术中快速病理检查最大的优势。一般情况下，病理科从接到标本到做出快速诊断时间在 30 分钟左右。手术医生可以直接根据诊断结果选择手术方式及范围，优化手术方案，从而有效避免二次手术及损伤。

什么是常规病理检查

常规病理检查是指手术完成后，将从患

者体内取下的肺结节或者淋巴等组织经过固定、取材、脱水、包埋、切片等步骤后，根据疾病情况通过 HE 染色、特殊染色、免疫组织化学、荧光原位杂交等技术对病理组织进行分析所得出的结果，并为临床的后续治疗提供病理学基础，一般需要 1 周的时间才能出具，临床上经常提到的病理报告也是指常规病理报告。

什么情况下可以选择
快速病理检查

由于快速病理检查具有诊断 "快" 的特点和优势，其确诊率也相当高，现在已广泛应用于各脏器肿瘤的手术病理诊断中，如发生在肺、乳腺、消化道、甲状腺、女性生殖系统的肿瘤等。目前术中快速病理检查常用于以下两种情况：

（1）确定病变的性质，即为一般良性病变还是恶性肿瘤病变。

（2）若为恶性肿瘤，明确手术切缘有无肿瘤组织。因此在手术过程中都会进行快速病理检查。

快速病理检查能替代常规病理检查吗

快速病理检查有着许多优点，但要明确的是术中快速病理检查并不能替代常规病理检查，须合理选择，因为与常规病理检查 3~5 天的精雕细琢相比，快速病理检查时间过短，不能完全达到常规病理检查的精准效果。

快速病理检查和常规病理检查有什么区别

1. 时间长短

因为手术医生需要根据组织的良恶性、有无转移等情况决定后续的手术方式，所以需要快速得到结果，快速病理报告一般 30 分钟以内即可出具。而常规病理报告需要经历十几个步骤，所以需要更长的时间来进行分析，一般需要 7~14 天才能得到结果。

2. 准确度不同

病理活检是肿瘤诊断的金标准，常规病理检查相较于快速病理检查可信度更高，快速病理检查准确度一般在 95% 左右，而常规病理检查准确度可以达到 99% 以上。

3. 报告内容不同

快速病理检查主要是为手术医生的后续手术方式提供参考，内容相对精简；常规病理检查会有免疫组化等指标，内容更加全面。

病理报告的主要内容和意义是什么

1. 基本信息

一个合格的病理报告包含了大量的内容。首先是与患者相关的基本信息，包括患者的姓名、性别、年龄、住院号、病理号、检查科室、提交医生、临床诊断、提交日期等。

2. 肉眼所见

肉眼所见是指对活检组织的全貌、活检部位、可疑癌肿的形状、边缘是否清楚以及活检组织的大小，如直径或长度、重量等情况进行描述。

3. 镜下观察

镜下观察是指医生对在显微镜下观察到的细胞结构进行描述，主要包括细胞大小、形态、核仁、核膜、细胞质以及细胞间的排列和生长方式等。但这些内容一般在病理报告中只是简单总结，更多的信息在病理报告中通过彩色或黑白图片表达。

4. 病理诊断

病理活检是肿瘤诊断的金标准，病理诊断是病理活检结果的最直观表现。病理科医生通过以上信息判定活检标本的性质被称为病理诊断，通过病理诊断我们可以确定所切除的标本是不是肿瘤组织，肿瘤是良性还是恶性，肿瘤的分化程度等信息。在病理诊断中，我们还将进一步描述标本的"组织学类型"，如鳞状细胞癌、腺癌、大细胞癌、小细胞癌等。

5. 免疫组化

当一部分标本难以做出诊断时，就需要进行免疫组化。免疫组化是免疫组织化学技术，是做病理检查时常用的一种技术性的方法。使用抗体染色的方法观察普通细胞以及组织的结构，这样能够针对组织的来源及性质进行进一步的判断。

当然，所有病理报告的解释都应该基于专业医生的意见。医生将结合患者的临床表现和其他辅助检查来进行更准确的评估。

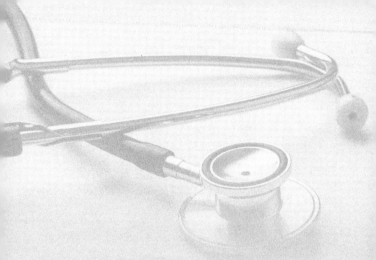

出院后随访篇

肺结节手术后需要多久才能恢复

肺结节手术后多久完全恢复与患者本身的体质等因素相关，个体差异性比较大，并没有一个准确的时间。肺结节手术后需要 2~4 周的时间恢复，但有的患者可能需要几个月甚至半年。如果是良性结节，患者体质好，恢复程度好，那么术后 2~4 周就可以出院。

若患者本身还有其他的疾病，如糖尿病等，则手术切口愈合时间可能会相应的延长。还有恶性肺结节有可能存在复发的概率，完全恢复的时间更长，有可能需要 3~6 个月的时间。在肺结节手术后的恢复过程，患者一定要在医生的指导下进行相应的治疗和处理，同时也要注意适当休息和加强营养，这样才能有较好的预后，防止后期出现多种并发症。

手术已经做完 3 个月了，为什么还经常感觉伤口周围疼痛？

在进行肺结节手术过程中，需要用到扩胸器以及纤维导管等手术器械，而在手术操作时可能会对胸腔部位的肋骨及神经组织造成刺激，导致患者术后手术区域存在疼痛不适的情况。而由于此种疼痛感难以短时间内消退，便可能会导致出现肺结节手术半年后还疼痛的情况。一般可以遵医嘱服用双氯芬酸钠肠溶胶囊等药物，缓解局部疼痛不适。

由于肺结节手术切除部分肺部组织后，可能会导致术后肺部组织耐受性降低。当患者吸入刺激性气体后，可能会导致肺部切除部位疼痛的情况，继而引起肺结节手术半年后还疼痛的情况。这通常属于术后正常现象，无需进行特殊治疗。

肺结节手术后是否需要化疗、放疗、靶向治疗

肺结节患者需要根据临床病理来确定后续的治疗，必要时可行基因检测。肺癌早期手术后是否需要化疗或口服靶向药物，应当根据患者的实际情况进行分析。部分患者，尤其早期的肺部磨玻璃结节，腺癌微浸润或原位癌，在术后无需进行化疗。但是有一部分患者可以基因检测，口服靶向药物，也会有部分患者需要化疗。患者如果处于 0 期或者ⅠA 期的肺癌，并且癌细胞为高分化癌或者是中分化癌，仅可以通过手术就能达到彻底治愈的效果，在术后并不需要进行放疗、

化疗或者是靶向及免疫治疗。如果患者临床分期稍晚一些，处于ⅠB期或者ⅡA期、ⅡB期、ⅢA期，癌细胞为低分化癌或者未分化癌，又或者发生周围淋巴结及脏器转移，这种情况在术后应当进行放疗、化疗、免疫治疗及靶向治疗，防止术后出现复发及转移的情况。

国际通行的指南指出，小于3cm、没有任何转移的结节，手术后无需进行额外的治疗，没有临床研究证明，手术后进行化疗、放疗等治疗能够令患者获益。但有一些医生甚至是业界的大专家认为，术后是否要治疗，需要根据结节的恶性程度、对周围组织的侵犯情况以及是否有其他高危因素来决定，比如直径较大，虽然没有超过3cm，但有胸膜侵犯、气腔内播散、神经侵犯、切缘阳性等危险因素时，需要术后加做化疗或者靶向治疗以降低复发率。

出院后饮食有什么禁忌

出院后的饮食在医学角度并没有严格规定，但需要禁烟、禁酒。若术中行淋巴结清扫，术后需清淡饮食，忌油腻荤汤，以防出现严重的并发症如淋巴漏等。

术后多久需要做复查与随访

一般术后 2~3 周建议复查一次胸片以确定余肺膨胀良好，没有明显积气积液。因为肺结节绝大多数即使恶性也是早期肺癌，可以每半年复查一次。建议每年全面查一次，中间半年时加一次胸部 CT 扫描。5 年后可改为每年查一次。

伤口表面出现感觉异常
或迟钝怎么办

肺部手术，不论是开胸还是微创腔镜，都会对肋间神经造成不同程度的损伤，因此导致受损肋间神经远端的部分神经功能障碍，即表现为皮肤麻木感，甚至"肉都不是自己的"错觉。但是，这种感觉一定不会越过中线，简单来说，左胸的手术，一定不会有右胸的感觉异常。因此，可以此为评估标准来为自己的不适症状定性，如果没越过中线，那么就是正常反应；如果越过中线，那么单纯用手术创伤来解释就不行了，可能合并有其他问题。

正常情况下，在还没有离断的情况下，肋间神经可以实现一定程度的自我恢复，一般 3~6 个月以后，相关症状会有一定程度的缓解，然后趋于稳定。

出院后伤口如何护理

患者出院回家处于康复阶段，依据切口的不同情况，护理方法也存在着相关差异。一般来讲，如果伤口没有出现感染、红肿，可给予活力碘棉球消毒，无菌纱布覆盖，2~3 天更换一次敷料就可以。

患者也可以前去附近的药店、诊所或者社区医院由医生进行换药。

术后什么时候可以拆线

胸科手术伤口拆线时间较晚，一般在术后 1~2 周可返院拆线，也可根据主管医生安排或在当地医院进行拆线。伤口愈合差、伤口感染、年老体弱、有基础疾病（如糖尿病）、营养不良者可能延迟拆线。对于部分使用美容缝合和皮内缝合的患者，术后无需拆线。

肺结节手术后拆线的时间通常在手术后3周左右，具体时间需要根据患者的个人体质以及术后护理等因素综合判断。如果患者的体质较好，术后护理得当，伤口愈合速度较快，并且没有出现感染的情况，一般在术后3周左右可以拆线。但如果患者体质较差，术后护理不当，伤口愈合速度较慢，并且出现了伤口感染的情况，可能会导致伤口愈合时间延长，拆线时间就可以延长。

术后什么时候可以洗澡

一般情况下拆线后 1~2 天方可洗澡，并结合实际伤口恢复情况。如果在伤口没有完全愈合之前患者就进行洗澡，不但有可能影响伤口的愈合速度，甚至会引发局部的感染，造成恶劣的后果。因此最好在伤口恢复后再洗澡，且洗澡时注意不要用力揉搓伤口处。

术后伤口愈合为什么会痒

　　外伤或者手术过程中，皮肤和皮下组织首先遭到破坏，其中的神经和血管也同时受到损害，受损的组织细胞释放出各种炎性介质，刺激末梢神经，所以伤口会有疼痛和出血。受伤后新生的肉芽组织加快生长来替补受损的部分，但各部分生长速度不一样，结缔组织生长最快，上皮组织次之，神经组织生长最慢。

　　当伤口快长好时，神经末梢才长进新生

的结缔组织和皮肤。而且新生的神经末梢发育尚未完全成熟，十分敏感，稍受刺激就产生神经冲动，但传导到大脑的信息不全或不明确，而导致产生痒的感觉。伤口完全长好后，神经末梢也逐渐发育完善，适应了新的环境，传导的感觉信息逐渐完善，也就不觉得痒了。患者如果觉得痒，尽量别用手抓挠，保持卫生。如果痒得难受，可以用湿毛巾或者纸巾擦拭缓解。

术后为什么要经常随访复查

随访复查有利于观察患者的恢复情况；通过随访可以监测肺结节是否有复发的迹象等各种好处，复查 CT 可以明确肺部复张的情况。定期随访是患者对自己的健康负责，我们都需要明确自己是自己的第一健康负责人。

术后一直咳嗽可以吃止咳药吗

可以！术后咳嗽，每个患者都有，只是轻重不同，确实有 10% 左右的患者咳嗽严重，可以在医生的指导下服用止咳药等药物。

偶尔胸腔里有疼痛感，是有结节没切掉吗

这种可能性几乎没有，不要自己吓自己。偶尔胸腔里有疼痛感很正常，手术创伤等原因都有可能，若比较严重，也可以用点非甾体抗炎药（如芬必得等）；若用过药物后，效果不好，呈持续性疼痛，则需要到医院检查并治疗。

出院后走路有点喘，爬楼时更明显怎么办

这也是术后正常现象，尤其是肺功能差或年龄大的患者。若能排除病理性因素（如术后有大量积气、积液，哮喘，支气管痉挛等），多数情况下不需要特殊治疗，可以随着时间恢复。

术后多久可以上班

肺结节手术后多久可以上班，通常需要根据患者的具体情况判断。一般来说，肺结节手术后需要恢复 4~6 周才能重新开始工作，具体时间因个体差异和手术方式而异。如果患者的肺结节比较小，进行的是胸腔镜微创

手术，并且患者的体质比较好，从事轻体力工作，如办公室职员等，一般1个月左右就可以去上班。如果手术较大，或从事重体力工作的患者，一般手术后3个月左右，可以工作，但还是以休养为主。

术后又长小结节怎么办

如果出现了新发的小结节，就要弄清楚是转移还是原发的。如果是转移的病灶，就没办法手术，要做其他的治疗，例如针对肿瘤的治疗。但是出现转移一般是原来的结节非常大，例如4~5cm，左边切除手术做了就要怀疑转移病灶。如果原来就只是一个磨玻璃病变，几个月以后对侧肺再次出现这种病变，这时就要考虑，是不是另一边也长了原发性病变，这种情况就可以像之前一样处理。